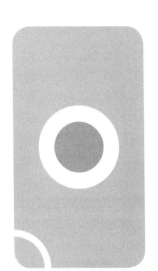

口腔
临床摄影
口袋宝典

主编 刘峰 李祎

◎ 更多理论和方法
　请参阅
《口腔数码摄影》
　系列专著

U0332708

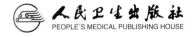

人民卫生出版社
PEOPLE'S MEDICAL PUBLISHING HOUSE

图书在版编目（CIP）数据

口腔临床摄影口袋宝典 / 刘峰，李祎主编 . —北京：人民卫生出版社，2016

ISBN 978-7-117-22333-1

I . ①口⋯　II . ①刘⋯　②李⋯　III . ①数字照相机－摄影技术－应用－口腔科学　IV . ①R78

中国版本图书馆 CIP 数据核字（2016）第 063798 号

人卫社官网　www.pmph.com　出版物查询，在线购书

人卫医学网　www.ipmph.com　医学考试辅导，医学数据库服务，医学教育资源，大众健康资讯

口腔临床摄影口袋宝典

主　　编　刘　峰　李　祎

出版发行　人民卫生出版社（中继线 010-59780011）

地　　址　北京市朝阳区潘家园南里 19 号

邮　　编　100021

E－mail　pmph @ pmph.com

购书热线　010-59787592　010-59787584　010-65264830

印　　刷　北京盛通印刷股份有限公司

经　　销　新华书店

开　　本　889 × 1194　1/32　印张：2.75

字　　数　99 千字

版　　次　2016 年 6 月第 1 版　　2023 年 5 月第 1 版第 4 次印刷

标准书号　ISBN 978-7-117-22333-1/R·22334

定　　价　68.00 元

前言

摄影被广泛应用于很多领域。口腔数码摄影已经成为一项临床操作常规技术，不仅能够留存术前、术后病历资料，还可以用于术前分析、设计、医患交流、医医交流、医技交流。同时，作为一种方便的存储和传播方式，它可以在大众中传播，起到科普医学知识的作用。

国内外有很多介绍口腔数码摄影拍摄原理、拍摄方法等的专业书籍，广大临床医师根据临床需要从中获得了大量的专业知识，并应用于工作中。但这些书籍大多比较厚重，涉及很多摄影相关知识，不方便临床工作中作为常用工具书携带。

本书立足于临床需要，从最实用的角度讲授口腔临床摄影的拍摄器材选择、口腔临床常用影像的拍摄方法等内容，并将临床常用摄影规范、多种临床常用相机的使用方法和拍摄参数详尽列举，制作成口袋书和挂图模式，以达到方便口腔医师在临床工作中随时查阅的目的。

希望口腔医师经过本书的学习和临床中的应用，能够更加熟练地拍摄口腔临床数码影像。如果您希望学习更深入的口腔临床摄影知识及口腔临床摄影在口腔美学治疗中的应用等内容，敬请继续学习《口腔数码摄影》等专业书籍。

序

《口腔数码摄影》一书已经出版十年了，其中两次修订再版，中间很多次重印，累计已经有将近两万本售出，帮助了不少医生进入口腔临床摄影领域。

大书是成功的，为什么还要推出这样一本小书呢？口袋书和大书又是什么样的关系呢？

由于大书涵盖内容广泛，讲解深入，可以说是认真学习口腔临床摄影的比较全面的参考教材；但也因为如此，大书很厚，很沉，不便于携带，临床医生在没有完全学会摄影技术的时候，很难做到随用随查。因此，很多医生曾向我提出，能否做一个小册子，只涵盖临床操作中最必需的内容，方便随身携带，随时翻阅，成为临床操作指南。

经过认真的思考，我觉得这种想法确实是有意义的，于是我和李祎医生一起，趁着准备拟定中华口腔医学会口腔美学临床摄影规范的机会，对各种临床影像进行了一次认真梳理，整理出了我们认为对临床摄影工作最重要的指导性内容，浓缩成这样一本小书。

希望这本书能够对广大口腔医生的临床工作有更直接的指导作用；当然，通过阅读这本书，相信您也会对口腔临床摄影产生更多的兴趣，这时您就不要犹豫，去读大书吧，那里有更丰富的知识、更有趣的病例、更多彩的思想！

P. S.《口腔数码摄影（第3版）》
　　中英文版已修订完毕，即将出版，敬请期待！

刘　峰
2016年1月

目录

Part Ⅰ

口腔临床摄影器材

想要实现良好的口腔临床摄影，
需要各种适当的设备与器材。

标准的口腔临床摄影器材由机身、微距镜头、微距闪光灯三部分组成；简化的临床摄影也可以采用口腔专用相机甚至iPhone、iPad 等便携设备完成。

拍摄各种口内影像时，经常需要应用牵拉器、反光板、背景板等辅助器材；拍摄高标准的面部肖像时，还需要一些简单的影棚器材。

一 / 单反机身

标准临床摄影的首选器材是单反数码相机（DSLR）。其最重要的优点是可以搭配各种微距摄影器材，同时具有良好的手动控制能力，能够满足临床医师多种多样的拍摄需求。

对于口腔临床摄影来讲，对单反数码机身的要求其实并不高，掌握了正确的拍摄方法，采用常规的单反机身、甚至入门级的单反机身，只要配合标准的微距镜头和微距闪光灯，都可以拍摄出满足临床要求的影像。Nikon、Canon、Sony 等品牌都具有全套支持口腔临床摄影的器材，这些品牌间的差异并不明显，均可选用。

常规单反数码机身的光电传感器较传统胶片面积小，称为 DX（APS）格式；高档数码机身的光电传感器与传统胶片面积一致，称为 FX 格式。有条件的医师可以选择 FX 格式的机身，但其价格通常比较高昂；DX（APS）格式数码相机拍摄的影像完全可以达到临床摄影的需要，但其拍摄范围与 FX 格式之间存在（1.5 ~ 1.6）：1 的差异。

近年单镜头电子取景数码相机（DSEV）发展非常快，DSEV 是在传统单反相机的基础上取消了反光板、五棱镜、取景器等结构，缩短了镜头法兰距，机身尺寸大幅缩小，最大优点就是便携性和操作便利性。但 DSEV 目前配套的镜头、闪光灯数量种类还相对较少，目前能应用在口腔临床摄影的器材还很有限。

二 / 微距闪光灯

口腔临床摄影通常通过较小光圈、较快快门速度获得足够景深的影像，这要求适合的辅助光源提供照明，以达到适宜的曝光量。机顶闪光灯在拍摄微距影像时易造成布光不均匀，影响拍摄效果。应用于镜头前方的微距闪光灯是最适合的选择，包括环形闪光灯和双点闪光灯两类，根据光线投射角度可分为垂直投射和倾斜投射两类。

1. 垂直投射类微距闪光灯

垂直投射类微距闪光灯包括环形闪光灯及一部分双点闪光灯，其光线投射角度与镜头平行，镜头指向的位置光线即可到达，可以应用于临床各种影像的拍摄，作为初学者建议首先采用这类闪光灯（图Ⅰ-1）。

垂直投射类闪光灯的光线与被摄对象几乎垂直，在拍摄时会在中切牙唇面位置留下较明显的光斑（图Ⅰ-2），有利于表现牙齿的表面结构。但由于布光方式过于简单，不能获得最美观的拍摄效果。

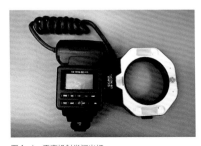

图Ⅰ-1 垂直投射类闪光灯

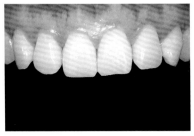

图Ⅰ-2 垂直投射类闪光灯拍摄的上前牙列影像，可以清晰地反映牙齿的细密表面结构

2. 倾斜投射微距闪光灯

倾斜投射微距闪光灯通过支架将两个闪光灯分别固定于镜头前方的两侧(图I-3),光线与被摄对象呈一定的角度,立体的布光可以获得更美观的拍摄效果(图I-4),适合应用于前牙区的拍摄。但有时由于支架加大了闪光灯和镜头之间的距离,拍摄时会造成颊部软组织对光线的遮挡,在影像角部或侧方形成暗影(图I-5),有时后牙区影像甚至无法顺利拍摄(图I-6),一些单独配置的支架可以通过调整闪光灯的位置解决这类问题(图I-7、图I-8)。

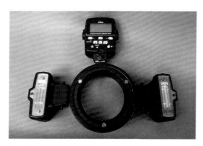

图I-3 倾斜投射闪光灯

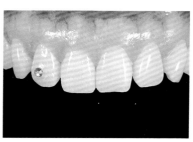

图I-4 倾斜投射闪光灯拍摄的影像

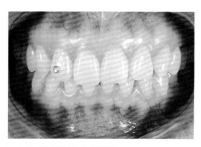

图I-5 形成了侧方暗影的影像

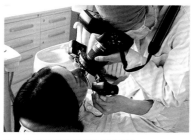

图I-6 颊部软组织遮挡造成拍摄困难

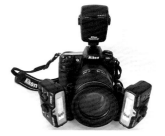

图I-7 Photomed 支架改装后的倾斜投射闪光灯,缩短了闪光灯与镜头的距离,可以拍摄后牙区

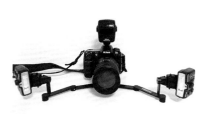

图I-8 Photomed 支架改装后的倾斜投射闪光灯,闪光灯拉伸后可达到较大的投射角度

三 / 微距镜头

在胶片相机时代，口腔临床摄影最适合应用的微距镜头是 100mm 焦段，其中 Nikon 为 105mm、Canon 为 100mm、Sigma 为 90mm 等等。

进入数码相机时代后，大部分口腔医师仍然延用 100mm 焦段的微距镜头。如果选用全画幅（FX 格式）机身，则拍摄方法、条件可以与胶片相机完全相同；如果采用 DX（APS）格式机身，应用 100mm 焦段微距镜头拍摄时所选择的拍摄比例、拍摄距离都与采用胶片相机有所区别。

在达到相同的拍摄范围时，应用 DX（APS）机身所采用的拍摄比例较小、拍摄距离略大，这不会给临床拍摄带来困难，也不会影响拍摄的临床效果，因此 100mm 焦段微距镜头一直以来仍是口腔临床数码摄影的首选镜头。

60mm 焦段的微距镜头更容易获得较大景深的影像，同时重量较轻，被一部分医师接受。但是采用 60mm 焦距镜头时拍摄距离明显缩短，会由于相机过分接近患者而产生压迫感，有时还存在不利于闪光灯布光的问题。

180mm 焦段的镜头重量更大、价格更高，拍摄一般口腔临床影像时不必应用。在各种口腔手术过程中，从预防感染的角度考虑，拍摄时可以采用 180mm 焦段的微距镜头，增加拍摄距离、避免对术区造成污染。

四 / 临床常用单反相机配置

		Nikon 系列	Canon 系列	Sony 系列
机身	DX 格式	D300　D3300	50D　60D　70D	α58 等
		D5300　D7100 等	700D　750D 等	
	FX 格式	D700　D800　D810	5D2　5D3　6D	α7　α99 等
		D750	7DMARK Ⅲ	
镜头	原　厂	Nikon105mm	Canon100mm	Sony 90mm
		Nikon 60mm	Canon 60mm	Sony135mm
		Nikon 180mm	Canon 180mm	
	副　厂	Sigma105mm	Sigma105mm	
		Tamron 90mm	Tamron 90mm	
闪光灯	原厂环形	SB-29s（停产）	MR-14EX	HVL-RLAM 环形灯
	原厂双点	R1C1	MT-24EX	HVL-MT24AM
	副厂环形	Sigma EM-140DG	永诺 YN-14EX	
		美兹（METZ）15MS-1	美兹（METZ）15MS-1	
		日清 MF18	日清 MF18	
		威摄 Pro	爱图 Aputure	
		永诺 YN-14M	HC100	
		爱图仕（Aputure）HN100		
		CRI95+LED		
	副厂双点			

五 / 口腔摄影专用相机

Kodak 公司多年前曾推出过"口腔专用数码相机",当时是在消费级数码相机的基础上,根据口腔临床摄影的特点,在液晶屏上增加拍摄比例的标志,使临床医师在拍摄时可以参照单反相机的拍摄比例和范围进行取景。由于当时的数码技术比较初级,这一款相机拍摄的效果并未获得广泛认可。

近年来随着数码技术的迅速发展,一些厂家仍然在研发简便易用的"口腔摄影专用相机"产品,其中较为成熟的是 Shofu 公司的 Eyespecial C-Ⅱ。这款相机以单电机身为基础,整合了变焦镜头、两组双点微距闪光灯,成为一台轻量的一体化相机,很容易实现单手握持,临床医师的操作较传统单反相机明显轻松(图 I -9,图 I -10)。

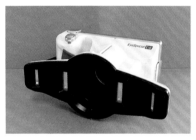 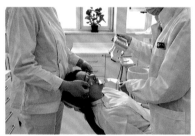

图 I -9　Eyespecial C-Ⅱ口腔专用数码相机　　　　图 I -10　单手持握 Eyespecial C-Ⅱ口腔专用数码相机

虽然 Eyespecial C-Ⅱ拍摄的影像的精美程度与高水准单反相机相比较还有一些差异,但其简便的拍摄方法能够帮助许多对单反相机望而却步的医师拍摄到满足临床基本需要的影像资料,因此它可以成为这类医师的首选拍摄器材,也可以成为一些医疗机构的补充拍摄器材(图 I -11,图 I -12)。

Eyespecial C-Ⅱ的液晶屏上具有拍摄比例和拍摄范围的直观化标示,拍摄者可以非常简便地选择需要的拍摄比例,以此控制拍摄范围,拍摄的影像可以和以往熟悉的拍摄标准相统一(图 I -13,图 I -14)。

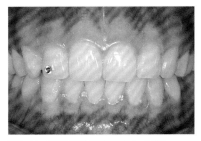

图 I -11　采用 DX 单反相机拍摄的 1∶2 影像

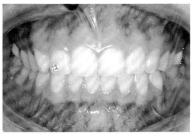

图 I -12　采用 Eyespecial C- II 拍摄的 1∶2 影像

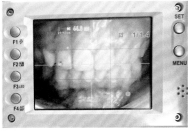

图 I -13　Eyespecial C- II 的拍摄界面

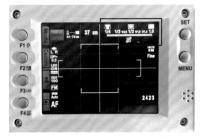

图 I -14　Eyespecial C- II 的拍摄比例和拍摄范围控制

Eyespecial C- II 具备自动裁剪功能，允许在比准确的拍摄距离稍远的范围内自动对焦拍摄，然后根据选择的拍摄比例确定需要的范围自动裁剪，实现准确的拍摄范围控制。这令整个拍摄过程更容易掌握（图 I -15，图 I -16）。

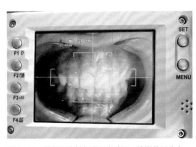

图 I -15　拍摄距离较标准距离略远、拍摄范围略大

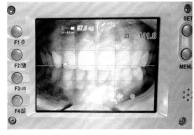

图 I -16　自动裁减后达到标准的拍摄范围

Eyespecial C- II 通过相机的自动测距、自动补光实现自动曝光控制，并且由日本口腔色彩学专家片山彦九郎教授协助检测、校正白平衡功能，实现接近真实的颜色再现。与单反相机系统相比较，这些功能是作为"医学专用相机"所具备的优势。

Eyespecial C-Ⅱ配备的两组双点闪光灯（图Ⅰ-17），根据拍摄距离和拍摄对象的不同、拍摄模式选择的不同，自动选择不同的闪光位置：对于较近的拍摄距离、较小的拍摄范围，自动选择靠外侧的闪光灯，减少反射光的影响；对于较远的拍摄距离、较大的拍摄范围，则自动选择靠内侧的闪光灯，以利于牙弓后部获得足够的布光。

Eyespecial C-Ⅱ具有 8 种不同的拍摄模式，根据临床拍摄需要可以灵活选择（图Ⅰ-18）：

1. **标准模式（Standard）** 常规拍摄口内影像。
2. **手术模式（Surgery）** 比常规拍摄距离更远，有利于手术中防止术区污染。
3. **镜像模式（Mirror）** 应用于反光板影像的拍摄，拍摄后相机提示影像翻转，减化后期整理步骤（图Ⅰ-19）。
4. **面相模式（Face）** 可以弱化背部阴影（图Ⅰ-20）。
5. **低反光模式（Low Glare）** 利用较近的拍摄距离、距镜头较远的一组闪光灯拍摄，减少影像中牙齿正面的反光，利于微观美学信息的捕捉和传递（图Ⅰ-21，图Ⅰ-22）。

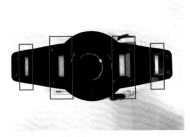

图Ⅰ-17 两组双点闪光灯

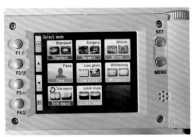

图Ⅰ-18 Eyespecial C-Ⅱ的 8 种不同拍摄模式

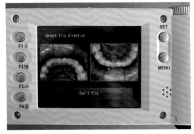

图Ⅰ-19 镜像模式（Mirror）中的翻转模式

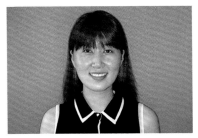

图Ⅰ-20 Eyespecial C-Ⅱ拍摄的面像

6. **漂白模式（Whitening）** 漂白剂主要作用于牙齿釉质层，对于牙本质的漂白效果较弱。相机的漂白模式利用大光圈来表现牙齿表面的颜色变化，更真实地记录牙齿漂白前后的对比效果。利用距离镜头较远的闪光灯拍摄减少牙齿表面的反光，更好地反映牙齿表面的真实情况。

7. **微距模式（Tele Macro）** 利用专用增距镜头，实现更大放大比例拍摄，获得更多细节的微距影像（图Ⅰ-23，图Ⅰ-24）。

8. **色彩分离模式（Isolate Shade）** 拍摄后自动将唇红、口腔黏膜的红色转换为灰色，保留牙齿颜色，减少红色对于牙齿颜色识别的干扰（图Ⅰ-25，图Ⅰ-26）。

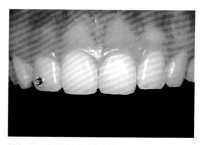

图Ⅰ-21　非低反光模式拍摄的1：1.3影像

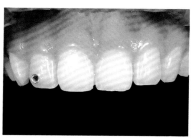

图Ⅰ-22　低反光模式拍摄的1：1.3影像

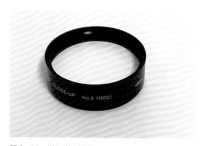

图Ⅰ-23　微距增距镜头

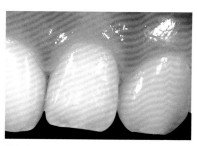

图Ⅰ-24　Eyespecial C-Ⅱ拍摄的微距影像

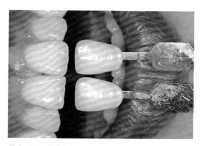

图Ⅰ-25　未进行色彩分离的原始影像

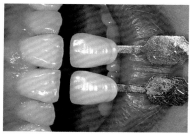

图Ⅰ-26　自动进行色彩分离的影像

六 / 便携数码摄影器材

用 iPone、iPad 等拍照，从前经常被视为完全业余的拍摄。然而随着便携数码设备拍照功能的不断提高，同时由于这些数码设备具有更灵活、更简便的信息传输功能，目前在临床上便携数码器材也成为一类非常简便的拍摄工具。

受镜头、布光等限制，手机拍摄不可能达到单反相机的拍摄水准，与口腔临床专用相机也有明显的差距，还不能满足留存患者资料的基本要求；但由于拍摄出的照片可以非常便捷地进行编辑、传送，比采用其他相机拍摄更简单、更具时效性，因此可以作为医－患交流、远程的医－医初步交流和医－技初步交流的载体（图 I -27，图 I -28）。

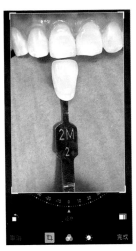

图 I -27　手机拍摄的照片便于编辑

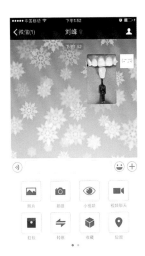

图 I -28　手机拍摄的照片编辑后可以更便捷地传送、交流

当采用专业的单反相机给患者拍摄时，患者有时会感觉有压力；而采用手机进行拍摄时，大多数患者则感觉非常轻松，非常愿意配合。DSD 的创始人巴西医师 Dr. Coachman 近年来也非常推崇 iPhone photo，建议临床医师学习，以便更便捷地完成医患、医医、医技沟通。

瑞士 Smileline 公司的 smileline 软件是安装在 iPhone 手机上的"比色软件"，通过使用配套的标准光源，利用手机的拍照功能拍摄牙齿和比色板影像，通过软件可以调整所得影像的饱和度、亮度等参数，分析牙齿颜色与比色板之间的差异，帮助医师更好地确定比色结果，并能把结果迅速传递给技师（图 I -29，图 I -30 ）。

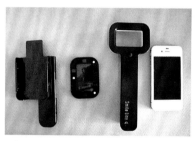

图 I -29 Smileline 组件和 iPhone 手机

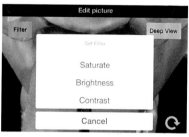

图 I -30 Smileline 软件帮助医师、技师确定修复体颜色

随着美学牙科的不断发展，目前临床上有时仅仅拍摄静止的影像已经不够，很多时候还需要拍摄临床视频。

拍摄临床视频的目的主要是留存动态的资料，进行术前术后的对比；还可以作为患者主诉、病史的客观记录，便于医师复习、医师之间的会诊；有时直接拍摄的静态影像很难捕捉到患者最放松的、最自然的状态，还可以通过逐帧图像的检查选取最适宜的图像，对患者进行更加深入的美学分析、更准确的美学设计。

拍摄临床视频可以使用专业的摄像机，也可以使用带有视频录制功能的单反相机，当然也可以直接使用手机。

七 / 牵拉器

牵拉器用于牵拉开唇、颊组织，暴露口内软硬组织；通过牵拉，还可以更加轻松、有效地放置反光板、背景板。牵拉器是临床摄影非常常用的辅助器材。

有很多种材质的牵拉器可以使用，其中塑料牵拉器成本较低，临床上较常应用。拍摄不同的影像需要不同的牵拉器，比如拍摄全牙列正面咬合影像和侧面咬合影像、后牙舌侧及咬合面影像时都需要较大的牵拉器，充分暴露牙体组织（图Ⅰ-31）；拍摄牙弓𬌗面影像时，可以选用改良的半月形牵拉器（图Ⅰ-32）或更小的指状牵拉器（图Ⅰ-33），它们占据的空间较小，能使反光板顺利置入患者口中；有时也可以利用𬌗叉形牵拉器拍摄该类影像（图Ⅰ-34）。

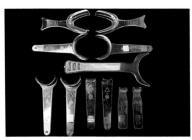

图Ⅰ-31 常规牵拉器

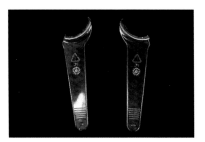

图Ⅰ-32 改良半月形牵拉器

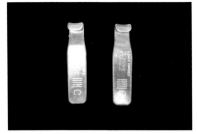

图Ⅰ-33 指状牵拉器

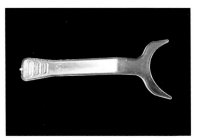

图Ⅰ-34 𬌗叉型牵拉器

八 / 反光板

为了拍摄各种口内影像，还经常需要应用各种反光板。反光板有玻璃和金属等不同材质，表面反射玻璃反光板拍摄效果最好，金属反光板更结实耐用。

常用反光板包括以下几种：

1. **𬌗面反光板用于拍照上下颌牙弓𬌗面影像，形态较宽的利于拍摄完整无缺的影像，较窄的则会带给患者较好的拍摄感受**（图Ⅰ-35，图Ⅰ-36）。

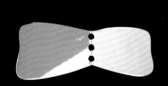

图Ⅰ-35 𬌗面反光板

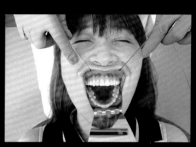

图Ⅰ-36 使用𬌗面反光板拍摄影像

2. **颊腭侧反光板具有多种形态，用于拍摄后牙颊侧或者舌腭侧影像**（图Ⅰ-37～图Ⅰ-40）。

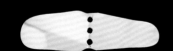

图Ⅰ-37 颊侧反光板

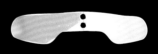

图Ⅰ-39 舌腭侧反光板

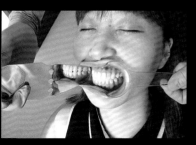

图Ⅰ-38 使用颊侧反光板拍摄影像

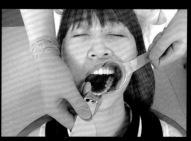

图Ⅰ-40 使用舌腭侧反光板拍摄影像

九 / 背景板

1. 黑色背景板

黑色背景板经常被用于口腔临床摄影。为避免拍摄背景混乱，可以采用黑色背景将无关的组织、牙齿屏蔽，拍摄上颌前牙时最为常用；另外，当把黑色背景放置在前牙后方拍摄时，还可以避免反射光对切端透明度的影响。

黑色背景板也有不同的形状。既有可以高温高压消毒的金属材质或硅橡胶材质（图 I-41）；也可以采用黑色卡纸剪成适当的形状一次性使用。

2. 灰色背景板

在拍摄和颜色相关的影像时，也经常会采用灰色的背景。临床上可以采用灰色卡纸，按照黑背景的形态进行剪裁，一次性应用（图 I-42）。瑞士 Smileline 公司生产的灰色硅橡胶白平衡校正板能够弯曲调整形状，也能够反复消毒，可以作为灰色背景板拍照应用（图 I-43，图 I-44）。

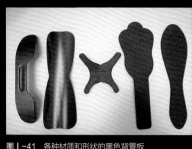

图 I-41　各种材质和形状的黑色背景板

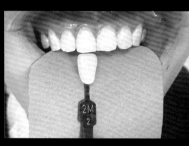

图 I-42　使用灰色卡纸背景板拍摄

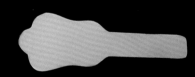

图 I-43　Smileline 灰色硅橡胶白平衡校正板
　　　　（背景板）

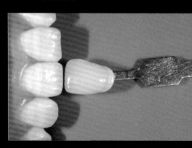

图 I-44　采用 Smileline 灰色背景板拍摄的比色影像

十 / 人像摄影背景和 影棚的简易搭建

口腔临床人像拍摄一般只需要采用均一颜色的背景，使用口腔摄影的常用器材，通过调整拍摄比例和曝光参数，就可以拍摄满足临床基本要求的影像。

条件较好的拍摄者，可以单独配置拍摄人像的器材，镜头可选用85mm定焦镜头，也可以选用变焦镜头，可以采用机顶自带闪光灯，也可以选用机顶外置闪光灯。

对于高要求的拍摄者，以上拍摄方法会有一些瑕疵无法接受。比如经常存在的阴影问题（图I-45），不仅影响美观，同时例如侧面影像还会影响对面部的准确分析。此时在条件允许的情况下，如搭建一个简单的摄影棚，通过专用摄影灯的布光处理，可以获得更好的拍摄效果。

最简单的影棚采用两盏加柔光箱的闪光灯，放在患者面前左右成45°的位置，必要时可使用反光板使患者面部提亮，如果是白色或浅色背景，需要增加背光，以获得无阴影的高光背景效果（图I-46）。

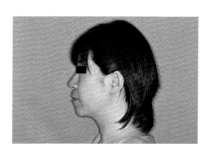

图I-45 存在阴影问题的人像

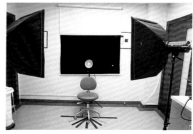

图I-46 人像影棚的简易搭建

Part II
口腔临床摄影基本知识

口腔临床摄影是摄影的一个分支，但与拍摄生活中的影像有较大差异。它的拍摄物体静止、固定、范围局限，即使不能很好掌握生活影像摄影的拍摄者，经过规范的训练也能够做好口腔临床影像拍摄。

本章主要介绍拍摄口腔数码影像需要掌握的基础知识，临床医师掌握这些知识后可以更灵活地完成自己的临床拍摄；当然，即使无法完全理解这些知识，按照后文的具体拍摄方法和规范，也可以完成基本影像的拍摄。

一 / 拍摄比例和范围

控制拍摄范围最直接的参数是拍摄比例,也称放大比例,是拍摄影像大小和物体实际大小之间的比例关系。

如果在光电传感器上成像的大小是物体的实际大小,形成的影像叫做1:1的影像;成像大小是物体实际大小的1/2,形成的影像叫做1:2的影像,以此类推还会有1:2.4、1:18等各种不同拍摄比例的影像（图Ⅱ-1~图Ⅱ-4）。

如前所述,拍摄范围与光电传感器面积直接相关。FX格式单反相机与DX（APS）格式单反相机之间存在[1.5（Nikon）~1.6（Canon）]:1的差异。

临床医师需要根据自己使用的拍摄器材的实际情况,将临床常用影像按照拍摄比例进行归纳总结,形成自己的拍摄规范（具体可以填入附件三中"我的摄影简表"整理使用）。

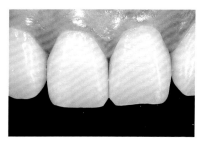

图Ⅱ-1　Nikon DX 1:1影像

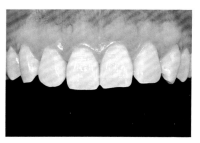

图Ⅱ-2　Nikon DX 1:2影像

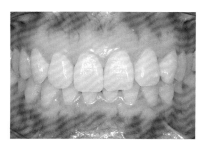

图Ⅱ-3　Nikon DX 1:2.4影像

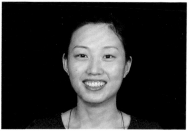

图Ⅱ-4　Nikon DX 1:18影像

二 / 曝光和景深

曝光量是投射到光电传感器（相当于传统相机的胶片）上的光量值。如果光电传感器吸收过多的光线，会导致曝光过度，影像偏亮；如果光电传感器吸收的光线太少，会造成曝光不足，整个影像偏暗。

影响曝光量的基本因素包括四方面：光圈、快门、光源强度（闪光灯）以及 ISO。曝光参数的设置要遵守以下原则：

1. **为获得最好的影像质量，ISO 通常设为较低的固定值。**
2. **为获得足够的景深，采用较小光圈进行拍摄，口腔内影像的拍摄一般设定为 f/22 以下的小光圈。**
3. **为防止拍摄时手抖造成的影像模糊，快门最好达到 1/125 秒～1/180 秒。**
4. **配合适宜的闪光灯强度，达到适宜曝光量。**

初步拍摄后，如果影像曝光不足，可以通过减小光圈指数（增大光圈），或者减慢快门速度，也可以加大闪光灯强度，达到增加曝光量的目的；相反，如果认为影像曝光过度，可以增大光圈指数（减小光圈），或者加快快门速度，也可以减小闪光灯强度，以达到减弱曝光量的目的。为了能够根据需要灵活调整相机的曝光参数设置，口腔临床摄影中建议采用全手动曝光模式（M）或光圈先决模式（A）。

三 / 构图

规范的口腔临床影像需要在三维平面上采用平直的视角。在冠状面和矢状面上，都应将拍摄主体安排在影像正中位置，保持横平竖直（图Ⅱ-5）。对于严谨的临床影像来讲，这种布局形式最规范、最严谨；针对口腔美学治疗病例，这种构图形式的影像用于美学观察、分析不会造成人为误差。

口腔临床摄影还需要在水平面上采用平直的视角，防止发生变形。通常情况下，相机镜头要在水平方向上与所要拍摄的肖像或牙面平行。当相机与被摄物体的垂直角度发生变化，镜头位置过高或过低时，影像会被拉长或压缩。

但在一些特殊情况下，有时会有意拍摄一些非标准视角的影像（图Ⅱ-6~图Ⅱ-8）。

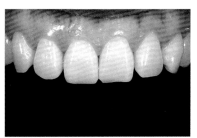

图Ⅱ-5 构图规范的口腔临床影像

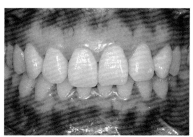

图Ⅱ-6 平直的视角拍摄的影像真实

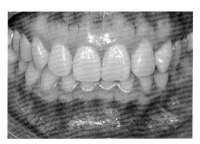

图Ⅱ-7 过高的视角拍摄的影像不真实、但还比较美观

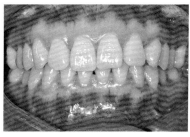

图Ⅱ-8 过低的视角拍摄的影像不真实、同时也不美观

四 / 拍摄体位

拍摄面部肖像时，要让患者站立或端坐在椅子上，保持头、背、肩部正直，这样拍摄得到的影像才能正确反映美学平面与水平面的关系（图Ⅱ-9）。拍摄面部肖像时如患者坐在牙科椅上容易造成头部的偏斜，应尽量避免。

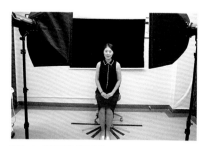

图Ⅱ-9　面部影像拍摄体位

拍摄口外影像时，可以保持面部肖像的体位，拍摄者距离患者的距离缩短即可。也可以请患者坐在与地面呈 45° 角的牙椅上，拍摄者位于患者正前方拍摄，这也是拍摄口内影像最常用的拍摄体位（图Ⅱ-10）。这种体位拍摄时拍摄者腿部可以倚靠在牙椅上，能够形成稳定的身体姿态，但拍摄者需要调整自己上半身的方向获得正确的拍摄视角。

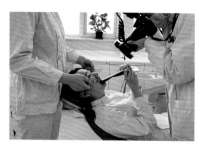

图Ⅱ-10　45° 椅位 + 正面拍摄

除此以外还需要掌握一些特殊的拍摄体位。比如拍摄完整上颌牙弓影像时，由于需要的拍摄距离较大，在患者的正面是比较困难的。这时需要患者平躺于低平的牙椅上，拍摄者站在患者的后上方拍摄（图Ⅱ-11）。

这种拍摄体位不需要拍摄者上半身的扭转，能更好地控制相机获得正确的视角，也可以用来拍摄上颌前牙影像、全牙列咬合影像、全牙列非咬合影像等。

但是，从患者的上后方观察患者的水平面会受到很多因素的影响，需要具有相当经验的医师、长时间的练习才能够掌握。并且需要注意的是，这种椅位下拍摄的影像是反向的，影像需要后期的调整。

当拍摄患者的覆𬌗覆盖等反映患者侧面美学特征的影像时，需要患者平躺在牙椅上，拍摄者位于患者的侧方拍摄（图Ⅱ-12）。

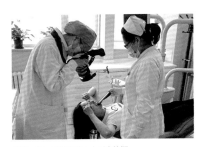
图Ⅱ-11 低平椅位＋上后方拍摄

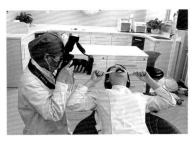
图Ⅱ-12 低平椅位＋侧方拍摄

拍摄者持握相机的方法是否得当，对于能否拍摄清晰的照片直接相关。在初学拍摄临床影像时，不应单手拍照，稳妥的方法是以右手持握控制相机、左手托稳镜头。当然如果拍摄已经非常熟练、对相机的把控非常准确，有时也可以单手操控相机，另一只手协助助手调整反光板，可以令拍摄更为顺畅。

五 / 拍摄方法

口腔临床摄影的初学者应该掌握相关规范，学习各种影像的拍摄技术；成熟的摄影者可以在拍摄中体现自己的设计及治疗思想，根据患者的实际情况决定拍摄的影像，既全面留存资料，又不过分增加患者配合的痛苦。

医师应正确掌握口腔临床摄影的拍摄规范，熟练使用相机和拍摄辅助工具，熟练掌握各种口腔临床影像的拍摄参数及正确的拍摄方法，并指导助手正确准备用物及正确配合拍摄过程。

助手也应该具有一定的口腔临床摄影知识，熟悉临床摄影辅助工具的使用方法，手法轻柔，态度坚定，帮助医师安抚患者、得到患者的配合，配合临床影像的拍摄过程。

以下是拍摄前的准备工作，以及拍摄的整体流程：

1. 拍摄前准备

（1）医护和患者充分交流，营造和谐医疗环境，获得患者的配合，并签署拍摄影像知情同意书。

（2）医师根据病例实际情况，思考需要拍摄哪些临床影像，并且确定拍摄顺序。

（3）检查相机处在正常工作状态，基本设置正确。

（4）助手准备好拍摄辅助用品，放置在方便取用的位置。

2．拍摄程序

（1）医师通过思考确定拍摄内容，换算成正确的拍摄比例，调整镜头至该拍摄比例。

（2）根据拍摄比例选择适宜的光圈、快门速度及闪光灯强度，控制曝光量和景深。

（3）调整患者至适宜拍摄、同时舒适的休位。

（4）拍摄者和助手到达适宜拍摄的位置。

（5）助手有效应用牵拉器、反光镜、背景板等辅助用品，清晰暴露视野，保持拍摄区清洁、干燥。

（6）拍摄者用眼睛直接、形象化的构图，存在问题时指导助手调整。

（7）利用相机取景器构图，注意布局与视角。

（8）应用手动对焦方法，即前后调整照相机与被摄物的距离，精确对焦，拍摄。

（9）迅速放大、检查拍摄影像的构图、对焦等情况，如有问题马上重新拍摄。

Part Ⅲ
口腔临床常用影像和拍摄方法

拍摄口腔临床影像应注意:

1. 拍摄前必须征得患者同意,且影像只用于科学研究和专业交流,不应用于商业用途。
2. 常规拍摄时请患者避免穿着过于鲜艳夸张的衣饰,去除过于鲜艳的口红。拍摄术后照片可依据需要进行适当的化妆和着装。
3. 去除牙齿表面的污物和杂质,如食物残渣、血渍、咬合纸印记、临时修复体边缘的粘接剂等。
4. 去除唾液、气泡和其他水雾。
5. 选择合适的拍摄工具,保持适当的拍摄距离,合理安排拍摄顺序,减少患者的不适感。
6. 尽量保证治疗前后所选的拍摄条件、拍摄背景一致,以便进行术前、术后对比分析。
7. 术后拍摄人像摄影时也可增加一些特殊的背景,更好地展现治疗效果。

口腔临床影像经过不断发展，已经广泛应用于口腔专业的各领域，各专业的临床医师根据本专业的需求拍摄影像，本书中考虑正畸专业、牙周专业、牙体牙髓专业、修复专业临床医师常用影像需求，综合了正畸专业推荐影像、AACD（美国美容牙科学会）推荐影像、ESCD（欧洲美容牙科学会）推荐影像、CSED（中华口腔医学会口腔美学专业委员会）推荐影像，总结得出口腔临床常用的 74 张影像，为各专业医师临床拍摄提供参考（附件一、附件二）。

根据拍摄对象及影像的功能，这些影像可被分为以下几类：

（一）面部影像 （二）唇齿影像
（三）前牙影像 （四）后牙影像
（五）咬合影像 （六）细节影像

一 / 面部影像

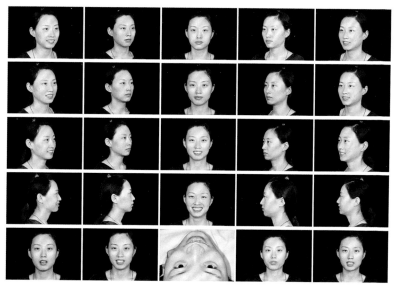

图Ⅲ-1 常用面部影像

面部影像是一系列影像（图Ⅲ-1）：主要包含正面和侧面两部分，正面影像包括休息位、正面轻微笑、正面露齿笑及正面最大微笑影像，侧面影像包括面部 30°、45°、60°、90° 等不同角度的侧面影像，特殊的还包括面部中线影像、面部发音影像。

这组影像既有很强烈的展示作用，又可用于全面评价面部的对称性、美学平面与颅颌的关系、面下 1/3 美学区域与面部整体的美学关系，有重要的指导作用。

拍摄面部影像最好准备一个类似拍摄证件照片的简单的影棚，包括：黑、白、灰、蓝等色背景，两盏柔光灯、一个背景灯，一个没有靠背的椅子。为了便于拍摄者和患者相对准确地确定拍摄角度，可以在地板上粘贴角度指示条（图Ⅲ-2）。

拍摄面部肖像时一般采用蝴蝶布光法，即患者左、右前方各有一盏加柔光箱的闪光灯，这种方法的特性是比较柔和、反差较小，能对人物皮肤产生柔化的作用。

如果是白色或浅色背景，影像中可能出现背景的阴影。为了获得无阴影的高光背景效果，需要增加背光。

如果条件允许，可以让人物背靠一面大型柔光箱，同时在人物的前方架设另一面大型柔光箱，将第一面柔光箱连同其后的闪光灯作为背景，与另一面闪光灯的柔光箱"面对面"，利用柔光箱在强光照射下成为画面中纯净的背景。但是这种布光方法需要很大的拍摄空间。

当空间不足时，可以在前述方法的基础上，增加一盏可以将背景打亮的背光灯，去除背景上的阴影。

拍摄时患者站立，或端坐在椅子上，尽量靠近背景。患者要保持头、背、肩的直立，不要偏斜，瞳孔连线应与水平面平行。头发应当向后梳，露出两耳，注意拍摄时两耳的暴露范围一致，保证从患者的正面拍摄（图Ⅲ-3）。

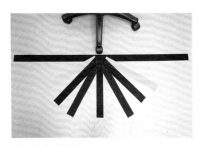

图Ⅲ-2 角度标识

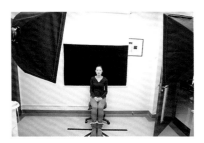

图Ⅲ-3 拍摄面像的布局

正面部影像

正面部影像主要用于观察面部的对称性，以及美学平面与颅颌面的关系。对于美学修复患者，当面部和牙齿存在不对称时，影像中应能够再现。

拍摄时一定要保持相机的水平，一般以患者瞳孔连线作为校正平面，以免造成面部不对称等假象；同时，也不要有意依靠相机去补偿患者本身存在的面部不对称或牙齿倾斜等问题，以免将存在的问题掩盖。

注意从患者的正面拍摄，可以根据两耳的暴露范围是否一致来判断方向是否存在偏差。影像的构图包括整个面部和颈部的一部分，鼻子大约在正中间。

分别拍摄患者息止颌位、轻轻微笑、露齿微笑、自然最大微笑四张影像（图Ⅲ-4~图Ⅲ-7），拍摄微笑影像时嘱患者尽量放松，展现一个自然的微笑。拍摄自然最大微笑影像时需要同患者很好地沟通，捕捉患者瞬间表情变化拍摄影像。正面影像还需拍摄面部发音影像，嘱患者发"么"、"衣"、"夫"、"丝"音，捕捉发音瞬间拍摄（图Ⅲ-8~图Ⅲ-11）。

拍摄条件：拍摄比例 1：18，光圈 f8，快门速度 1/100，所有闪光灯曝光量调整到最大，如果面部仍较暗，可使用反光板增加面部的亮度。

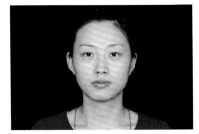

图Ⅲ-4 息止颌位影像

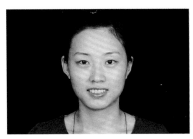

图Ⅲ-5 轻轻微笑影像

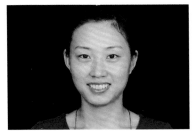

图Ⅲ-6 露齿微笑影像

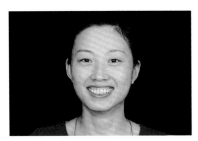

图Ⅲ-7 自然最大微笑影像

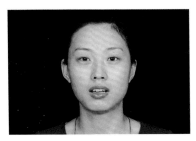

图Ⅲ-8 "么"音面像

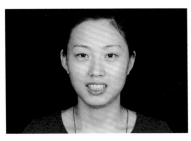

图Ⅲ-9 "衣"音面像

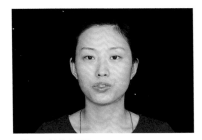

图Ⅲ-10 "夫"音面像

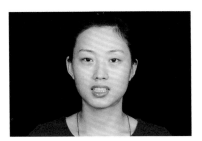

图Ⅲ-11 "丝"音面像

侧面部影像

侧面部影像是从不同的角度观察患者面下部与颅颌面的关系，能更全面地评价患者术前、术后面形凸度的变化。可以拍摄 30°、45°、60°、90° 双侧的影像。其中 45° 和 90° 的影像较为重要。为了保证拍摄角度的准确，可进行角度标识以方便患者寻找拍摄的角度，角度的定位也能提高两侧角度的对称性，及时发现和记录面部的对称程度。

拍摄时患者端坐在椅子上，按角度调整身体角度，身体正、直、目视前方，面部松弛、展现面部自然状态和自然微笑状态进行拍摄。还可以拍摄多角度的自然最大微笑的影像。

拍摄者的位置与拍摄正面影像位置相同。以眶耳平面为水平线矫正相机，侧面影像需要暴露出一侧全部的耳朵，鼻子在影像的中间。包括全部的头部及颈部的一部分，不包括肩部（图Ⅲ-12~图Ⅲ-27）。

拍摄条件：与拍摄正面影像时相同。

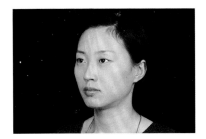

图Ⅲ-12　30°左侧自然影像

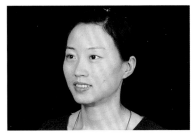

图Ⅲ-13　30°左侧微笑影像

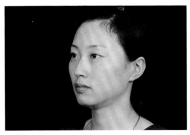

图Ⅲ-14　45°左侧自然影像

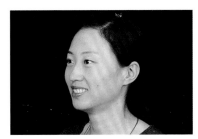

图Ⅲ-15　45°左侧微笑影像

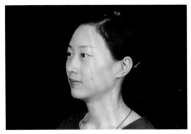

图Ⅲ-16　60°左侧自然影像

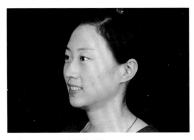

图Ⅲ-17　60°左侧微笑影像

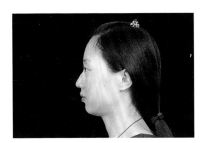

图Ⅲ-18　90°左侧自然影像

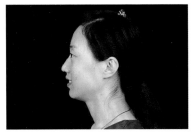

图Ⅲ-19　90°左侧微笑影像

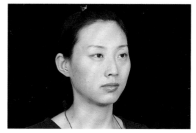

图Ⅲ-20　30°右侧自然影像

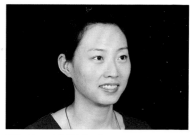

图Ⅲ-21　30°右侧微笑影像

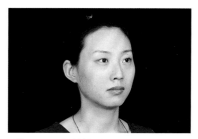

图Ⅲ-22　45°右侧自然影像

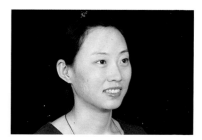

图Ⅲ-23　45°右侧微笑影像

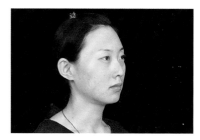

图Ⅲ-24　60°右侧自然影像

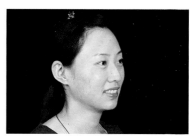

图Ⅲ-25　60°右侧微笑影像

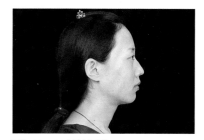

图Ⅲ-26　90°右侧自然影像

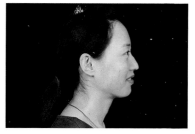

图Ⅲ-27　90°右侧微笑影像

面部中线影像

面部中线影像（图Ⅲ-28）用于观察患者的面部中线与𬌗平面之间的关系、面部中线与牙齿中线的关系，还可用于观察患者前牙的唇侧凸度，评估水平线与前牙切端连线之间的关系。

患者最好穿着有领子的深色衣服用来遮挡颈部的皮肤组织，也可以在患者颈部放置黑色或蓝色的背景布，用于区分颈部和颏部组织。拍摄时嘱患者略微抬头，眼睛看向相机的镜头，并保持微笑，露出上颌前牙。

拍摄时患者平躺于牙椅上，拍摄者位于患者头后方拍摄，确保患者面部中线与相机中线一致，拍摄前在相机视窗中应能看见患者瞳孔的反光以便确定患者的面部水平线。拍摄的范围比面像小，包括额头至颏部的范围。

拍摄条件：比例 1∶7，光圈 f22，快门速度 1/125，闪光灯强度 M。

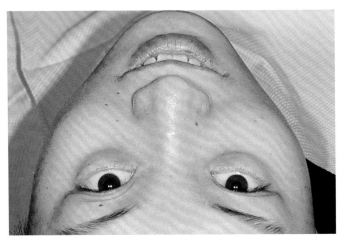

图Ⅲ-28　面部中线影像

二／唇齿影像

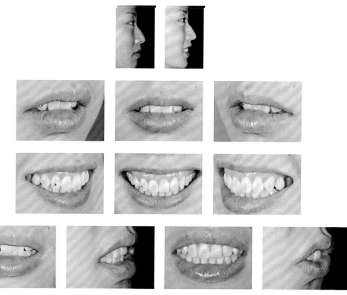

图Ⅲ-29 常用唇齿影像

唇齿影像（图Ⅲ-29）是用来展示和全面评价面
下 1/3 区域中口唇组织与上下颌前牙关系
的影像。对于确定上颌前牙的长度、唇舌
向的位置关系有很大的帮助，是美学分析
与设计中核心影像的一部分。

通过口唇休息位和口唇微笑位正面和 45° 侧面影像能反映口唇组织的对称性、口裂的大小、口唇组织与上颌前牙暴露量、上颌牙切缘曲线与下唇的关系等情况。通过干湿线影像、口唇部发音影像能进一步评价中切牙的长度、唇舌向位置等前牙的三维位置，为术前设计、术后评估提供重要的保障。

拍摄唇齿影像时，患者的口唇部不要涂抹润唇油等任何化妆品，如果有口红等要事先擦去，保持口唇的自然干燥状态，能反映患者干湿线与前牙之间的关系。

拍摄时患者可以坐或躺于牙椅上或者正坐于拍摄者的前方，拍摄者位于患者前方或侧方大约 45cm 的位置拍摄。拍摄侧方影像时可使用黑色背景放置于拍摄的对侧，注意不要形成阴影。由于景深和闪光灯位置的原因，即使不使用背景也可形成黑背景的效果。松风公司的 Eyespecial C-Ⅱ相机的自动矫正功能也会使背景呈现黑色。

干湿线影像

干湿线影像用来观察患者上前牙切端与下唇干湿线之间的关系；用于评价患者上前牙的凸度、轴向，评价患者前牙长度、位置、唇舌侧移动的可能性和范围；还可以用来评价面下 1/3 与鼻之间的关系、鼻唇角的大小等。

拍摄前去除唇膏，保持干燥，使干湿线分明。患者可平躺或端坐牙椅上，拍摄者位于患者正侧方拍摄。正常情况下仅拍摄一侧即可，拍摄对侧放置黑色背景布，可避免诊室内环境干扰。如果左右两侧明显不对称，则需拍摄两侧影像。

拍摄范围包括整个鼻子和下颌在内的面部组织。拍摄时尽量保证在患者正侧方拍摄，即拍摄患者的侧面剪影。拍摄微笑时和息止颌位时两张影像（图Ⅲ-30, 图Ⅲ-31）。

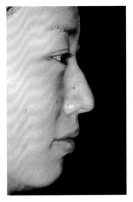 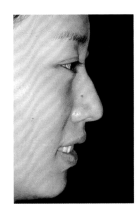

图Ⅲ-30　息止颌位干湿线影像　　图Ⅲ-31　微笑干湿线影像

口唇休息位影像

口唇休息位影像（图Ⅲ-32～图Ⅲ-34）反映的是患者日常生活中的口唇自然状态，包括正面和侧面影像。通过本影像可以观察唇型、前牙对唇的支持情况以及上前牙和下唇干湿线之间的关系。

拍摄正面影像时患者采用端坐体位，不能坐于牙椅上，拍摄者在患者的正前方拍摄，上颌及口唇放松，口周肌肉应当没有紧张的感觉。为了使患者的口唇达到放松，可以让患者发出"M"音。

构图以上中切牙或上中切牙相应区域为中心对焦，两侧口角连线应当基本平分照片。鼻子和下巴不要在构图以内，但人中要能见到。

拍摄45°口唇休息影像时，拍摄者移动拍摄位置，位于患者侧前方，尽量避免患者左右摆头造成水平面偏斜。真实反映患者自然状态时口唇组织的偏斜情况，以瞳孔连线作为水平线校正相机。

拍摄条件：比例1:2.4，光圈f25，快门速度1/125，本影像使用双点闪光灯 + 反光铲拍摄，闪光灯强度M/2。

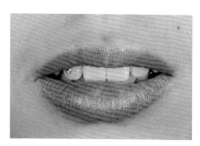

图Ⅲ-32　正面口唇休息位影像

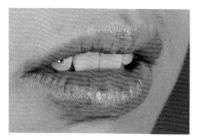

图Ⅲ-33　45°右侧口唇休息位影像

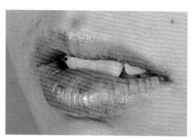

图Ⅲ-34　45°左侧口唇休息位影像

口唇微笑位影像

口唇微笑位影像包括口唇正面微笑影像和 45° 侧面微笑位影像，用来反映微笑情况下的口唇与牙齿之间的关系。

正面微笑影像（图Ⅲ-35）是美学修复中最重要的影像之一。利用这张影像可以观察患者微笑时暴露的牙齿数量和牙龈情况（主要是上前牙和牙龈的情况，下前牙有时看不到），还可以观察下唇曲线和上颌切缘曲线间的关系；与口唇静止位相比较，还可以看到嘴唇的运动范围。

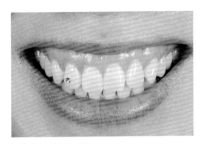

图Ⅲ-35　正面口唇微笑影像

侧面微笑影像（图Ⅲ-36，图Ⅲ-37）可以更清楚地观察各牙齿轴向倾斜度、切缘之间的相互位置关系以及切外展隙形态；更有利于对侧切牙、尖牙的形态、排列进行分析；还可从侧方观察上前牙和下唇之间的关系。微笑影像是评价治疗前问题和治疗后效果的重要影像。

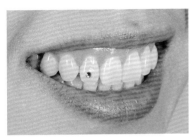

图Ⅲ-36　右侧面口唇微笑影像

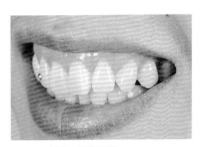

图Ⅲ-37　左侧面口唇微笑影像

拍摄时患者仍保持端坐体位，头、肩部要正直，相机与水平面平行，以便使影像能够正确地反映出美学平面与水平面的关系。患者要展示一个最大的自然的微笑；如果患者不能做到自然微笑，可以让患者发"E"音，可以达到与微笑相似的效果。患者的面部肌肉应当充分放松。

正面影像构图以中切牙为焦点，患者的整个唇部都要在构图中，但不要涵盖鼻子和下巴，口唇上下应尽量包括同等量的皮肤。

正面影像的水平中线为瞳孔连线，垂直中线应当是面部中线；如果患者中线不正，或者殆平面倾斜，应当在影像上反映出来。不要倾斜相机来补偿牙齿的倾斜。

侧面 45° 影像构图以侧切牙为中心，对侧的中切牙、侧切牙唇面要清晰地看到，对侧尖牙近中面也可能见到。

拍摄条件：比例 1：2.4，光圈 f25，快门速度 1/125，本影像使用双点闪光灯 + 反光铲拍摄，闪光灯强度 M/2。

发"M"音影像

发"么"（拼音 me）时的上下颌关系与休息位时基本相同，拍摄发"么"时的影像可以帮助医师和技师判断患者的正常垂直距离，评估中切牙在休息时暴露的长度，有助于对中切牙长度的设计。

正常此时上下牙弓之间距离大约为 2~4mm，因年龄、性别而存在差异。一般青年女性为 3.5mm 左右，男性为 2mm 左右，年龄增大后随上唇松弛而减少。

拍摄时患者发"么"音，拍摄方法与拍摄口唇休息位影像相同（图Ⅲ-38）。

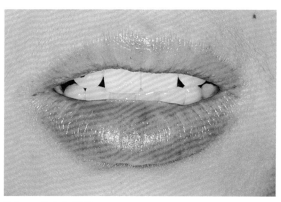

图Ⅲ-38　发"M"音影像

发"E"音影像

发长音"衣"(拼音 yi)时,上下唇之间空间主要由上切牙占据,拍摄"衣"音影像可以帮助医师和技师分析微笑时暴露的上切牙长度,并对修复体的长度进行设计。

对于青年人,如果上切牙的长度不足上下唇间距的50%,可以考虑加长上切牙;老年患者因口周组织弹性减退,上前牙磨耗,上颌切牙切端距下唇距离会变长,如需加长上切牙,则占据上下唇间距不应大于50%。

拍摄时患者发"衣"音,拍摄方法同正面微笑影像(图Ⅲ-39)。由于下唇紧张度可能不同,该影像不能完全代替正面微笑影像。

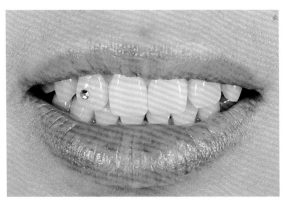

图Ⅲ-39 发"E"音影像

发 "F/V" 音影像

发 "夫 / 乌" 音（拼音 "fu" 或 "wu"）时，上切牙切端一般会轻轻接触下唇的唇红线，切端硬表面与下唇较软表面接触，空气被压缩，因此发出发 "夫 / 乌" 音。

拍摄和观察 "夫 / 乌" 音影像（图Ⅲ-40）可以帮助医师和技师判断切牙长度和唇舌向位置。发 "夫 / 乌" 音时，上颌切牙切缘应位于下唇干湿线内，此界限是修复上切牙时切端唇面的极限，能正确发 "夫 / 乌" 音说明上切牙长度、外形、位置处于适合的范围以内。

拍摄时患者发 "夫 / 乌" 音，拍摄方法类似侧面微笑影像，以接近 60° 的角度拍摄最有利于观察。

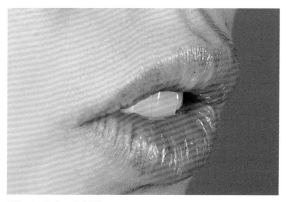

图Ⅲ-40 发 "F/V" 音影像

发 "S" 音影像

发 "丝" 音影像（图Ⅲ-41）是判断下颌运动及上下颌位置关系的重要影像，也可以帮助医师和技师判断上下切牙长度和唇舌向位置关系。

根据殆关系不同，发 "丝" 音时下颌位置可能有多种变化：在比较正常咬合的情况下，下颌轻轻上提至上下切牙切端接近位置后发音；在下颌前伸的情况下，需要下颌做垂直运动，有时同时后退，气流由下切牙切缘与上切牙之间冲出发音；在下颌后缩情况下，前伸下颌直至上下颌切牙切端接近发音。

具体拍摄方法和发 "F/V" 音影像接近。

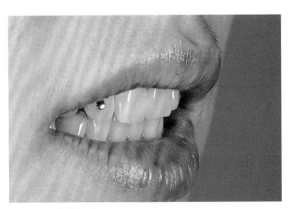

图Ⅲ-41 发 "S" 音影像

三 / 前牙影像

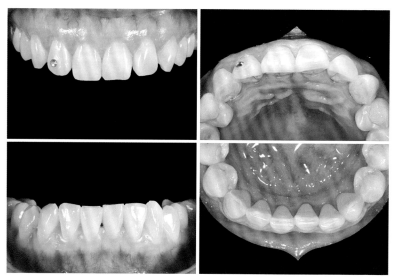

图Ⅲ-42 常用前牙影像

前牙影像包括上下颌前牙唇面影像和切端影像
（图Ⅲ-42），是在美学修复治疗中最常用的、用于展示前牙
治疗前后效果的影像，也是用于术前术后分析的影像。

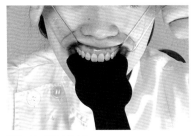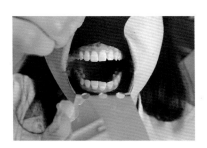

图Ⅲ-43 前牙牵拉方法

拍摄者位于牙椅上进行拍摄，使用牵拉器进行牵拉，并辅助使用黑色背景板遮挡不必要的口唇组织、其他不必要的牙齿、口腔黏膜等组织。

牵拉器应根据口裂的大小、口唇组织的可牵拉程度选择。国人普遍口裂较小，可牵拉程度较差，在操作中应选择半月牵拉器、指状牵拉器、黑色背景牵拉器牵拉（图Ⅲ-43）。拍摄范围只包括前牙时，拍摄范围较小，为了减少患者的痛苦，拍摄时黑色背景、反光板均可选择较小的宽度。

上颌前牙影像

上颌前牙影像（图Ⅲ-44~图Ⅲ-46）是突出表现上前牙美学特征的影像，可以清晰地看到上颌前牙切角形态、边缘嵴形态、接触点位置以及切外展隙的特点，侧面影像可以最大程度地放大上颌侧切牙、尖牙的各种细节特征以及牙龈状况。

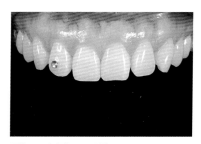

图Ⅲ-44　上颌前牙正面影像

上颌前牙正面影像是口腔美学治疗中的重要影像。按照目前数字微笑设计（DSD）的要求，正面影像构图以内应包含8—10颗上前牙，上颌中切牙在照片正中。这个影像可以最清晰完整地表现前牙列的现状或修复后的美学效果，是数字微笑设计（DSD）中重要的影像之一。

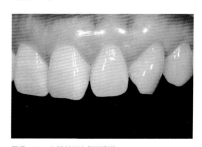

图Ⅲ-45　上颌前牙左侧面影像

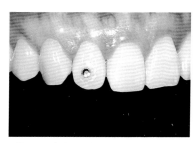

图Ⅲ-46　上颌前牙右侧面影像

拍摄时患者呈 45° 坐在牙椅上，使用指状牵拉器斜向上方牵拉上唇组织，尽量多地暴露上颌前牙牙齿、牙龈等组织。拍摄时使用黑色背景板遮挡下颌牙齿并提供均一的背景以增加对比度，使牙列的排列、形态得到更清晰的表现。向斜上方牵拉口唇组织时患者会反射性地向上抬头，应嘱患者低头以便提供好的拍摄角度。

为了保证影像中线与面部中线的一致性，拍摄此影像时拍摄者也可位于拍摄者头部上方进行拍摄，更有利于矫正相机的拍摄视角使其与面部中线一致，这在 DSD（数字微笑设计）中尤为重要，拍摄视角正确才能保证该影像能够和面像中的上颌前牙完全重叠，进行美学设计。

正面影像以上颌中切牙为中心，左右对称，以瞳孔连线校正相机，以中线平分影像，拍摄上颌全部前牙的影像。侧面影像以上颌侧切牙为中心，拍摄一侧的上颌前牙，还包括同侧的第一前磨牙。

正面影像拍摄条件：比例为 1：2~1：2.4，光圈 f22 ~ f25，快门速度 1/125，本影像使用双点闪光灯 + 反光铲拍摄，闪光灯强度 M/2。根据影像用途及拍摄比例，各参数可以有所调整。

下颌前牙正面影像

下颌前牙正面影像（图Ⅲ-47）是下前牙的高放大比例影像，可以最清晰完整地表现下前牙列的现状或修复后的美学效果。

患者端坐在牙椅上，使用指状牵拉器斜向下方牵拉下唇组织，其拍摄方法与上前牙列正面影像大体相同，也应当采用专用黑色背景。构图以内应包含至少 6 颗下前牙，下颌中切牙在照片正中。

牵拉器向斜下方牵拉口唇组织，暴露全部下前牙，并嘱患者抬头，提供下前牙正面的拍摄角度，然后放置黑色背景板，拍摄时调整相机角度避免暴露口底。

拍摄条件：比例为 1：2~1：2.4，光圈 f22~f25，快门速度 1/125，本影像使用双点闪光灯 + 反光铲拍摄，闪光灯强度 M/2。

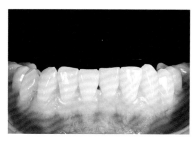

图Ⅲ-47　下颌前牙正面影像

上前牙切端影像

上前牙切端影像（图Ⅲ-48，图Ⅲ-49）可以用于分析前牙的排列关系、前牙牙弓的形态、前牙唇面表面形态特征，变换不同的角度还可以观察唇舌侧的牙龈及牙槽骨轮廓。

患者45°躺于牙椅上，使用半月牵拉器、指状牵拉器或黑色背景牵拉器牵拉上唇组织，使用略小反光板，反射前磨牙以前的区域，尽量多地暴露牙齿及牙龈组织，用气枪轻吹反光板以免形成雾气，使用相机拍摄反光板内的影像。

常规拍摄需要两名助手协助，熟练拍摄者可以单手持相机，另一手持反光板，控制反光板角度。

拍摄条件：比例为1：2，光圈f36，快门速度1/125，本影像采用环形闪光灯拍摄，闪光灯强度M/4。

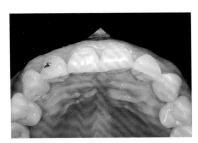

图Ⅲ-48　上颌前牙切端影像。可观察唇侧牙龈及牙槽骨轮廓

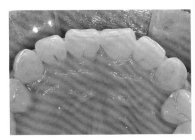

图Ⅲ-49　变换角度的上颌前牙切端影像

下前牙切端影像

下前牙切端影像是（图Ⅲ-50，图Ⅲ-51）可用于分析前牙的排列关系、前牙牙弓的形态、前牙唇侧的牙龈厚度形态、前牙舌侧的牙龈形态。

患者 45° 躺于牙椅上，使用半月牵拉器、指状牵拉器或黑色背景牵拉器牵拉下唇组织，使用反光板的小端放置于下颌前磨牙区域，尽量多地暴露牙齿及牙龈组织，遮挡不必要的其他区域，用气枪轻吹反光板以免形成雾气，使用相机拍摄反光板内的影像。拍摄者需变换不同的反光板角度拍摄不同角度的影像，用于观察不同的区域。

拍摄条件：比例为 1：2，光圈 f36，快门速度 1/125，本影像采用环形闪光灯拍摄，闪光灯强度 M/4。

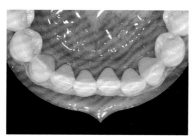 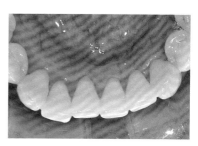

图Ⅲ-50　下颌前牙切端影像　　　　图Ⅲ-51　变换角度的下颌切端影像

四 / 后牙影像

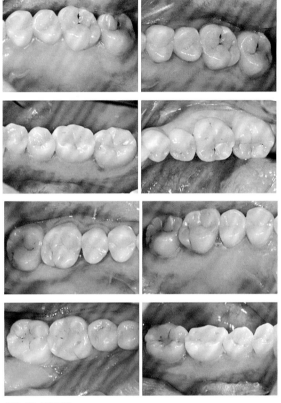

图Ⅲ-52　后牙影像

后牙影像包括上下颌后牙咬合面影像和腭侧影像（图Ⅲ-52），用来全面展示后牙咬合面和舌腭侧的牙周和牙体的情况，常用于牙体、牙周、修复、种植等治疗中展示术前术后的治疗效果。

拍摄时根据被拍摄者口裂大小使用大牵拉器或小牵拉器牵拉拍摄侧同侧口唇组织，使用小反光板放置于拍摄牙齿的咬合面和舌腭侧，拍摄反光板内的影像（图Ⅲ-53）。

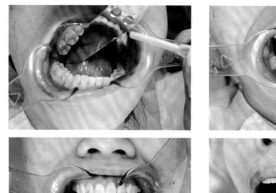

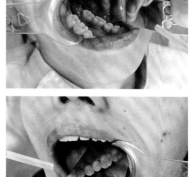

图Ⅲ-53　咬合牵拉影像

上颌后牙咬合面影像

患者呈 45° 坐在牙椅上，使用大牵拉器向后方牵拉拍摄侧上唇口唇组织。嘱患者张大嘴，放置小反光板，反射上颌后牙咬合面的组织，尽量多地暴露牙齿。

拍摄时拍摄者位于患者右前方，拍摄反光板内的影像。构图以咬合面为中心，包括第一前磨牙至第二磨牙的范围，牙列水平位于影像中心（图Ⅲ-54，图Ⅲ-55）。

熟练的拍摄者可以左手调整反光板、右手单手持相机拍摄，能够更好地协调反光板和相机之间的角度。

拍摄条件：比例为 1 : 2，光圈 f36，快门速度 1/125，本影像采用环形闪光灯拍摄，闪光灯强度 M/4。

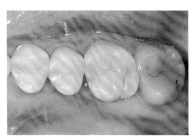

图Ⅲ-54　左侧上颌后牙咬合面影像

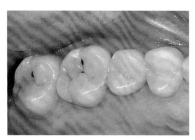

图Ⅲ-55　右侧上颌后牙咬合面影像

上颌后牙腭侧影像

患者呈 45° 坐在牙椅上，使用大牵拉器向后方牵拉拍摄侧上唇口唇组织。嘱患者张大嘴，放置小反光板，反射上颌后牙腭侧的组织，尽量多地暴露牙齿和牙龈组织。

拍摄时充分暴露腭侧牙龈组织，拍摄者位于患者右前方，拍摄反光板内的影像。构图以舌侧牙龈为中心，包括上颌后牙腭侧所有软硬组织，牙列水平位于影像中央（图Ⅲ-56，图Ⅲ-57）。

拍摄条件：比例为 1：2，光圈 f36，快门速度 1/125，本影像采用环形闪光灯拍摄，闪光灯强度 M/4。

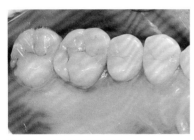 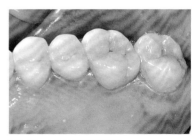

图Ⅲ-56　左侧上颌后牙腭侧影像　　　　图Ⅲ-57　右侧上颌后牙腭侧影像

下颌后牙咬合面影像

患者呈 45° 坐在牙椅上，使用大牵拉器向后方牵拉拍摄侧下唇口唇组织，嘱患者张大嘴，放置小反光板，反射下颌后牙咬合面，拍摄影像（图Ⅲ-58，图Ⅲ-59）。

拍摄时嘱患者保持舌体组织不动，尽量少地拍摄舌体组织。吸干口腔内的唾液，使用气枪微风吹向反光板，避免反光板的雾气对影像的影响。

拍摄条件：比例为 1：2，光圈 f36，快门速度 1/125，本影像采用环形闪光灯拍摄，闪光灯强度 M/4。

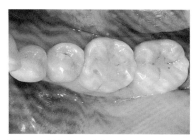 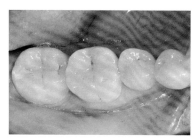

图Ⅲ-58　左侧下颌后牙咬合面影像　　　　图Ⅲ-59　右侧下颌后牙咬合面影像

下颌后牙舌侧影像

患者呈 45° 坐在牙椅上，使用大牵拉器向后方牵拉拍摄侧下唇口唇组织，嘱患者张大嘴，放置小反光板，反射下颌舌侧位置，拍摄下颌舌侧影像（图Ⅲ-60，图Ⅲ-61）。

拍摄时助手使用反光板遮挡舌体组织，并吸干口腔内的唾液，必要时使用气枪微风吹向反光板，避免反光板的雾气对影像的影响。

拍摄条件：比例为 1：2，光圈 f36，快门速度 1/125，本影像采用环形闪光灯拍摄，闪光灯强度 M/4。

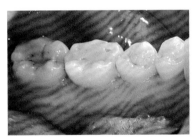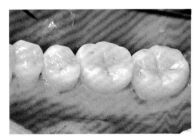

图Ⅲ-60　左侧下颌后牙舌侧影像　　　　图Ⅲ-61　右侧下颌后牙舌侧影像

五 / 咬合影像

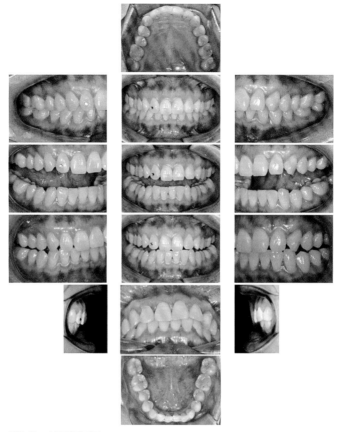

图Ⅲ-62　咬合影像缩略图

咬合影像是一系列用来全面分析咬合情况的影像（图Ⅲ-62），包括全牙列正面咬合影像、后牙咬合影像、全牙列小开口影像、45°侧面小开口影像、前伸咬合影像、侧方咬合影像、切端咬合影像、覆𬌗覆盖影像、上下全牙弓影像，共 13 张影像，从各角度观察、分析牙齿的咬合及咬合面的情况。

拍摄时使用大牵拉器牵拉口唇组织，牵拉时需微向前方牵拉，使黏膜系带充分牵拉，暴露颊侧间隙，以利于拍摄颊侧牙体和牙龈组织（图Ⅲ-63）。

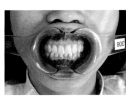

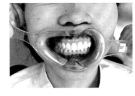
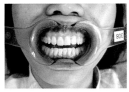
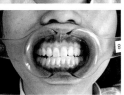

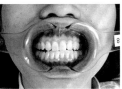

图Ⅲ-63　咬合影像牵拉

全牙列正面咬合影像

全牙列正面咬合影像（图Ⅲ-64）是对软硬组织和咬合状态的整体印象。各牙齿的位置、角度以及长度之间的关系都可以看到。可以展现牙龈曲线、软组织健康程度和存在的美学问题。

患者呈 45° 躺在牙科椅上。使用两个大牵拉器牵拉，由助手进行双侧牵拉。牵拉器要尽量拉开嘴唇，同时使嘴唇和颊黏膜完全离开牙齿，最大限度地暴露颊侧间隙，才可以使全牙列的牙齿、软组织最大程度地暴露。同时，两侧的牵拉器要对称以避免照片的倾斜（图Ⅲ-65）。

拍摄者在患者的正前方进行拍摄，使用瞳孔连线校正相机，避免倾斜，并且相机要与殆平面平行，要避免垂直方向上有角度（偏上或偏下）。以上中切牙为中心，包含全牙列的牙齿、软组织，但嘴唇要排除在外，还要尽量少暴露牵拉器。

使用牵拉器牵拉时患者会不自主地向上仰头，拍摄时可嘱患者稍低头，确保前牙切端的连线尽量水平，拍摄前使用气枪轻轻吹除牙齿表面的唾液，以免影响拍摄效果。

拍摄条件：比例 1:3，光圈 f25，快门速度 1/125，本影像采用环形闪光灯拍摄，闪光灯强度 M/4。

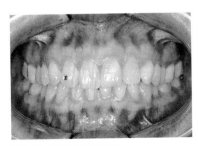

图Ⅲ-64　全牙列正面咬合影像

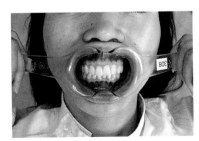

图Ⅲ-65　全牙列正面咬合影像的牵拉

双侧后牙咬合影像

后牙咬合影像（图Ⅲ-66~图Ⅲ-69）是综合反映后牙的咬合关系的重要影像，需要拍摄左右两侧。

通过本影像可以清楚地看到后牙形态、排列及殆关系。此影像在正畸治疗中非常关键，是制订治疗方案、评估预后的关键。对于牙列缺损患者，还可以观察对颌牙的过长、邻牙的倾斜问题，评价骨吸收等情况。本影像还可以观察后牙牙龈的情况，对于牙周疾病治疗情况判定有重要作用。

如果只需反映后牙的咬合情况，拍摄侧使用颊侧牵拉器牵拉，对侧使用大牵拉器辅助牵拉，使用相机直接拍摄侧牙齿。

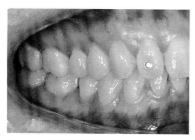

图Ⅲ-66　使用颊侧牵拉器拍摄的右后牙咬合影像

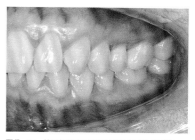

图Ⅲ-67　使用颊侧牵拉器拍摄的左后牙咬合影像

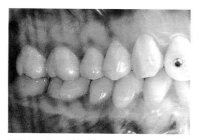

图Ⅲ-68　使用反光板拍摄的右后牙咬合影像

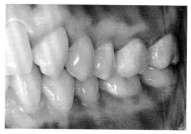

图Ⅲ-69　使用反光板拍摄的左后牙咬合影像

如果需要全面反映牙齿的咬合及牙龈情况，需要使用大牵拉器和颊侧反光板拍摄，这时影像的拍摄经常会非常困难。患者呈45°坐在牙椅上，先大张口，助手置入颊侧反光板，用反光板牵拉拍摄侧唇颊组织；助手再帮助患者于对侧置入大牵拉器，由患者自行牵拉，力量不需过大，仅需维持口唇形态即可；最后让患者进行咬合。要根据患者的口腔大小、牵拉开颊黏膜的能力，选择适当大小的反光板。反光板尽量深入到远中，以便能将颊黏膜尽量牵拉开，暴露更多的后牙。

完整的颊侧咬合影像构图以第二前磨牙为中心，包括单侧上下颌后牙全部牙齿。应尽量多地暴露牙龈。

拍摄时以眶耳平面为水平线调整相机，避免相机偏斜。尽量向外侧牵拉拍摄侧口唇，反光板尽量远离第二磨牙远中，向颊侧牵拉。

拍摄者位于拍摄侧对侧，拍摄反光板内的影像。拍摄者需要调整角度，避免拍摄到实际的牙列，形成双重影像。

拍摄条件：比例为 1：2~1：2.4，光圈 f32~f36，快门速度1/125，本影像采用环形闪光灯拍摄，闪光灯强度 M/4。

全牙列非咬合影像

全牙列非咬合影像（图Ⅲ-70~图Ⅲ-72），也可称作全牙列小开口像，是 AACD 标准中推荐的影像。本影像与全牙列咬合影像的区别在于，下前牙唇面和切端及下后牙颊尖、咬合面都得到清晰展现，可以分析下前牙形态、排列以及牙龈水平和形态。两侧殆平面如果存在不对称，也可以从中发现。

拍摄时患者保持小开口姿势，嘱患者用舌尖轻轻接触硬腭区域，更好地暴露下颌后牙咬合面。相机可稍微向上偏移，以保证可以拍摄到下前牙的切端和下颌后牙咬合面。其他与全牙列咬合影像相同。

拍摄条件：比例 1 : 3，光圈 f25，快门速度 1/125，本影像采用环形闪光灯拍摄，闪光灯强度 M/4。

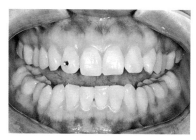

图Ⅲ-70　全牙列正面非咬合影像

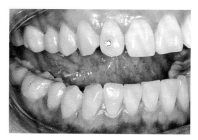

图Ⅲ-71　全牙列非咬合右侧影像

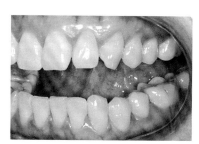

图Ⅲ-72　全牙列非咬合左侧影像

前伸咬合影像

前伸咬合影像(图Ⅲ-73)主要用来观察前伸咬合关系,用来分析记录患者术前、术后前伸咬合关系的变化,还可观察各牙齿轴向倾斜度、切缘之间的相互位置关系以及切外展隙形态等。

拍摄时嘱患者做前伸咬合动作,从患者正前方拍摄影像。其他与全牙列咬合影像相同。

拍摄条件:比例 1:3,光圈 f25,快门速度 1/125,本影像采用环形闪光灯拍摄,闪光灯强度 M/4。

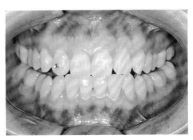

图Ⅲ-73　前伸咬合影像

侧方咬合影像

侧方咬合影像（图Ⅲ-74，图Ⅲ-75）主要用来观察上下颌牙齿的侧方咬合关系，用来分析记录患者术前、术后侧方咬合关系的变化，还从侧面观察各牙齿轴向倾斜度、切缘之间的相互位置关系以及切外展隙形态等。

患者呈45°端坐于牙椅上，使用一对大牵拉器牵拉双侧，拍摄侧牵拉器向后方牵拉，对侧的牵拉器向前方牵拉，可略微放松一点，嘱患者做侧方咬合动作，拍摄影像。

构图时以拍摄侧的尖牙咬合点为中心，影像的垂直中线是尖牙长轴，水平中线是𬌗平面。

拍摄条件：比例1∶2.4，光圈f32，快门速度1/125，本影像采用环形闪光灯拍摄，闪光灯强度M/4。

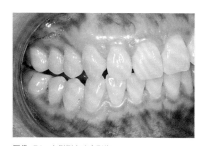

图Ⅲ-74 右侧侧方咬合影像

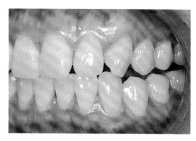

图Ⅲ-75 左侧侧方咬合影像

切端咬合影像

切端咬合影像（图Ⅲ-76）是从仰视视角观察上下颌前牙的咬合关系，可以真实反映患者的覆盖关系。

患者呈 45° 躺在牙科椅上。使用两个大牵拉器牵拉，由助手进行双侧牵拉，轻微向下方牵拉。牵拉器要尽量拉开嘴唇，尤其是下唇组织尽量离开牙齿，最大限度地暴露上下颌牙齿咬合的位置。牵拉方向偏向下唇，拍摄时可嘱患者向上抬头。

影像以上中切牙切端为中心，包含上下颌前牙牙列的牙齿、软组织，但嘴唇要排除在外，尽量少暴露牵拉器。垂直中线是面部中线。医师在患者的正前方进行拍摄，使用瞳孔连线校正相机，避免倾斜。

拍摄条件：比例 1：2.4，光圈 f32，快门速度 1/125，本影像采用环形闪光灯拍摄，闪光灯强度 M/4。

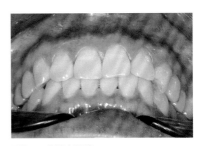

图Ⅲ-76　切端咬合影像

覆𬌗覆盖影像

覆𬌗覆盖影像（图Ⅲ-77，图Ⅲ-78）是从侧方观察上下颌前牙的咬合关系，可以真实反映患者的覆𬌗覆盖关系。

使用两个大牵拉器或颊侧牵拉器牵拉，尽量向后拉开嘴唇，尤其是下唇组织尽量离开牙齿，最大限度地暴露上下颌牙齿咬合的位置。在拍摄侧可以使用黑色背景板，也可使用一个牵拉器牵拉拍摄侧，对侧使用黑色背景板牵拉。

影像以上中切牙远中面为构图中心，包含一侧上下颌前牙、软组织，但嘴唇尽量排除在外，还要尽量少暴露牵拉器。医师在患者的侧方进行拍摄，使用眶耳平面校正相机，避免倾斜。

拍摄条件：比例 1：2，光圈 f36，快门速度 1/125，本影像采用环形闪光灯拍摄，闪光灯强度 M/4。

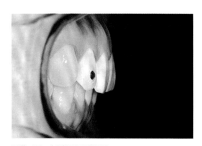
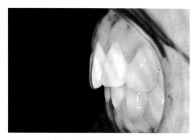

图Ⅲ-77　右侧覆𬌗覆盖影像　　　　图Ⅲ-78　左侧覆𬌗覆盖影像

上颌牙弓影像

通过上颌牙弓影像(图Ⅲ-79)可以观察上颌牙弓形态、牙齿排列、切端位置等，是进行口腔美学治疗前测量、计算、美学设计的重要影像。同时已经存在的充填体、磨耗情况等也可以看到。它是 AACD、ESCD、CSED 的标准影像，构图以内应至少包括上颌前牙至上颌第一磨牙在内的牙齿和整个上腭组织。

患者平躺，牙椅尽量低平，使用指状牵拉器或殆叉牵拉上唇组织，拍摄者站立于患者后方从头部上方拍摄殆面反光板内的影像。

唇、颊组织必须被向外充分牵拉，尽量使包括第二磨牙远中的整个牙弓全部暴露出来，反光板边缘和嘴唇要尽量少进入构图以内。让患者尽量张大嘴，反光板尽量靠近对颌牙齿，反光板不能抵住拍摄侧的后牙的咬合面，这样可以避免出现非反射的牙齿影像、避免形成双重影像。最好应用指状牵拉器、殆叉牵拉，不易影响反光板就位，也不易造成多余的牵拉器影像；使用带有手柄的反光板，可以避免出现手指影像。根据患者殆弓的大小选择合适大小的反光板。

拍摄时调整相机角度，使上颌中切牙的唇面、舌面牙体组织均能暴露。影像的中线为面部中线。

拍摄条件：比例 1∶3~1∶3.5，光圈 f22~f25，快门速度 1/125，闪光灯强度 M/4。根据牙弓大小的不同，拍摄比例和其他各参数要作相应调整。拍摄这张影像时拍摄的范围可以稍大些，为后期图像的旋转修改留出足够的空间。

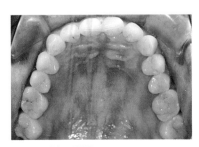

图Ⅲ-79 上颌牙弓影像

下颌牙弓影像

下颌牙弓影像（图Ⅲ-80）也是 AACD、ESCD、CSED 的标准影像，构图以内应至少包括下颌前牙至上颌第一磨牙在内的牙齿和软组织，影像中应不包含舌体组织。

患者呈 45° 端坐于牙椅上，使用指状牵拉器或𬌗叉牵拉下唇组织，拍摄者位于患者前方拍摄𬌗面反光板内的影像。

拍摄时嘱患者抬起舌体组织并使用反光板遮挡，尽量减少舌体组织对下颌牙齿的阻挡，反光板尽量压向上颌牙齿，避免在第二磨牙形成双重影像。拍摄前尽量吸净口腔内的唾液，以免反光影响影像的拍摄。其他与拍摄上颌牙弓𬌗面影像相同。

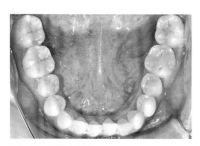

图Ⅲ-80 下颌牙弓影像

六 / 细节影像

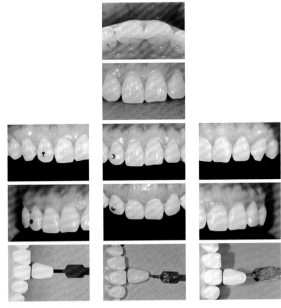

图Ⅲ-81 细节影像

细节影像（图Ⅲ-81）是在前牙治疗前后，为了更逼真地表达、观察、模仿前牙的形态、颜色、表面结构、透明度等细节，拍摄的一组真实反映前牙整体情况的影像。

细节影像包括上颌前牙正面放大影像、前牙表面结构影像、切端透明度影像、上前牙牙龈细节影像、比色影像（比色影像包括基本比色影像、偏振比色影像、背景分离比色影像），共11张影像。

拍摄细节影像一般采用1：1等较大拍摄比例，拍摄的范围一般为3~4颗前牙。全画幅相机的最小拍摄范围是4颗前牙，半画幅相机拍摄的范围更小。

拍摄细节影像时拍摄距离较小，离患者很近，需要拍摄者更加稳定地手持相机，更加精细地捕捉一瞬间的对焦点拍摄。拍摄较好的细节影像需要不断地练习。

拍摄比色影像时，还可以使用偏振光滤片滤除所有牙齿上的反射光，可更好地记录牙齿的颜色。

Eyespecial C-Ⅱ相机的背景分离模式能排除周围颜色对比色的影响，更好地观察牙齿的颜色。

前牙放大影像

为了捕捉牙齿的微观美学信息，可以在器材能达到的情况下，拍摄最大放大比例的影像，相应构图范围会更小，把个别牙最大程度地放大，可以清晰地看到各种细节特征，以及牙龈健康状况（图Ⅲ-82~图Ⅲ-87）。

患者呈 45° 端坐于牙椅上，拍摄该影像时使用指状牵拉器和黑或灰色的背景板，拍摄时注意调整角度，避免背景板的反光。拍摄构图内应尽量简洁，不应看到牵拉器、嘴唇以及对颌牙齿。

构图内一般包括 4 颗牙齿。全画幅相机的 1∶1 拍摄比例、半画幅相机的 1∶1.5 ~ 1∶1.6 的拍摄比例都能够达到拍摄要求。拍摄时可使用双点闪光灯，避免闪光点集中在中心区域，可更好地表现前牙的整体形态特点。

拍摄条件：比例 1∶1.5，光圈 f40，快门速度 1/125，闪光灯强度 M/4。

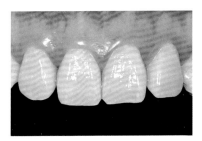

图Ⅲ-82　使用环形闪光灯拍摄的正面前牙影像

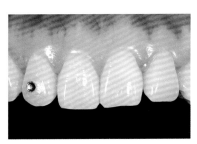

图Ⅲ-83　使用双点闪光灯拍摄的正面前牙影像

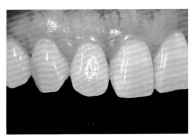

图Ⅲ-84　使用环形闪光灯拍摄的右侧侧切牙影像

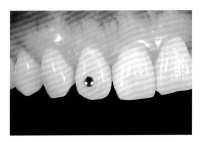

图Ⅲ-85　使用双点闪光灯拍摄的右侧侧切牙影像

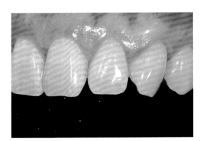

图Ⅲ-86　使用环形闪光灯拍摄的左侧侧切牙影像

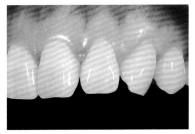

图Ⅲ-87　使用双点闪光灯拍摄的左侧侧切牙影像

牙龈细节影像

牙龈的形态、厚度、颜色等情况对于牙体美学治疗、牙周治疗、美学区域修复治疗的设计、治疗计划的制订、术中操作的技巧、术后治疗结果的判定都有重要的意义，因此反映牙龈细节的影像（图Ⅲ-88，图Ⅲ-89）同样非常重要，尤其是在前牙美学区域更为重要。

拍摄时患者呈45°躺于牙椅上，使用半月牵拉器或小牵拉器牵拉上唇组织，稍向前上方牵拉更多地暴露牙龈，包括游离牙龈、附着牙龈、膜龈联合等组织。影像中尽量包含全部的牙体组织面，因此也可放置背景板。

拍摄时从对侧大约60°左右斜向拍摄面，需拍摄两侧。表现牙龈的厚度、膜龈联合的位置和形态，评价牙周软硬组织的情况。

拍摄条件：比例1∶1.5，光圈f40，快门速度1/125，闪光灯强度M/4。

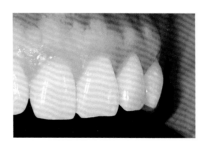 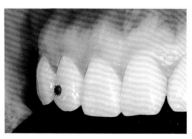

图Ⅲ-88 左侧牙龈细节影像　　图Ⅲ-89 右侧牙龈细节影像

表面结构影像

牙齿表面结构包括牙齿表面大的、明显的表面形态和小的、细微的表面纹理：比如纵向的发育叶、横向的釉质生长线、表面的磨耗面等等。

拍摄牙齿表面结构影像可以更加真实、完整地反映牙齿的生理特征，也可以更生动地体现治疗修复后的效果，还可以帮助医师实现医技美学信息传递，辅助技师再现牙齿表面细节，完成更加逼真的修复体。

表面结构影像的拍摄方法包括垂直表面拍摄（图Ⅲ-90）和切端拍摄（图Ⅲ-91）两种。垂直表面的拍摄体位及方法与拍摄单颗牙影像基本相同，相机必须垂直于牙齿表面拍摄；切端拍摄的拍摄体位、方法与上颌前牙弓影像的拍摄方法基本相同，只是拍摄范围较小。

拍摄时宜采用环形闪光灯，或者将双点闪光灯移动到接近镜头的位置、角度接近垂直于被拍摄牙齿，这样能更好地表现牙齿表面结构。拍摄时应轻轻吹干牙齿，否则牙齿表面的水分会对拍摄效果造成影响。

拍摄条件：比例 1∶1，光圈 f45，快门速度 1/125，闪光灯强度 M/4。

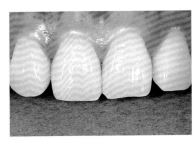

图Ⅲ-90 垂直拍摄的表面结构影像

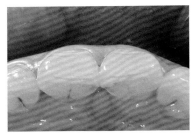

图Ⅲ-91 切端拍摄的表面结构影像

切端透明度影像

牙齿的切端透明度是天然牙的另一个重要个性特征。拍摄切端透明度影像是表现、观察、传递牙齿这一个性特征的重要方法（图Ⅲ-92）。

该影像的拍摄体位及方法与拍摄单颗牙影像基本相同，区别是拍摄时应轻轻润湿牙齿，并且使用黑色背景板，从轻微偏向牙根方向的视角拍摄，以减小牙齿表面的反光，更好地表现切端透明性。

拍摄条件：比例 1∶1.5，光圈 f40，快门速度 1/125，闪光灯强度 M/4。

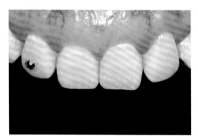

图Ⅲ-92　切端透明度影像

比色影像

拍摄良好的临床影像可以直观地反映牙齿的颜色分布，但由于相机本身、显示器都存在颜色偏差，所以临床影像不能直接用于比色。

正确的拍摄方法是首先选择与天然牙最接近的比色板，然后将比色板与被比色牙同时拍摄，用影像反映二者之间的色差。对于进行分区、分层比色的牙齿，可以针对不同的颜色特征拍摄多张比色影像，帮助技师理解天然牙的颜色，完成仿真修复（图Ⅲ-93，图Ⅲ-94）。

拍摄时患者平躺于牙椅上，可以请患者辅助牵拉口唇组织，充分暴露比色牙齿；助手在患者口内放置灰色背景板和比色板色块，使被比色牙齿、比色板色块、比色板色号处于均一的灰色背景，并且处于同一水平面、同一直线上；比色板色块与比色牙切端对切端放置，尽量接近但应留有小间隙；使用被比色牙齿长轴作为水平中线校正相机，构图中尽量少包括牙龈；要使比色色号清晰可见，必要时轻微调整拍摄角度避免色号反光。

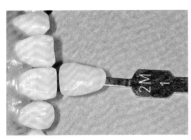

图Ⅲ-93 基础颜色信息影像

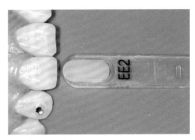

图Ⅲ-94 特殊比色信息影像

使用偏振光滤片滤除牙齿表面的反光，可以更好地表现出牙齿的颜色（图Ⅲ-95~图Ⅲ-97）。如果采用 Eyespecial C-Ⅱ拍摄，由于该相机具备自动调整背景颜色的功能，就不需要应用灰色背景板拍摄了（图Ⅲ-98，图Ⅲ-99）。

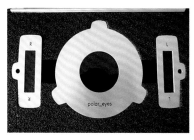

图Ⅲ-95　polar eye 偏振光滤镜

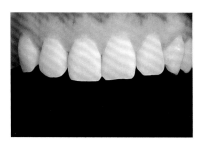

图Ⅲ-96　偏振光颜色影像

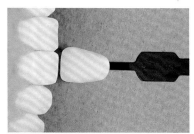

图Ⅲ-97　偏振光比色影像

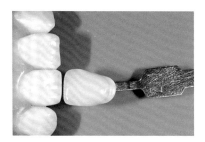

图Ⅲ-98　Eyespecial C-Ⅱ拍摄的比色影像

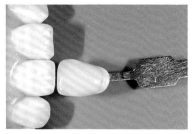

图Ⅲ-99　Eyespecial C-Ⅱ调整为灰色背景的比色影像